AF245902

PETIT GUIDE

DES
JEUNES MÈRES

ET DES

NOURRICES

POUR ÉLEVER LES ENFANTS

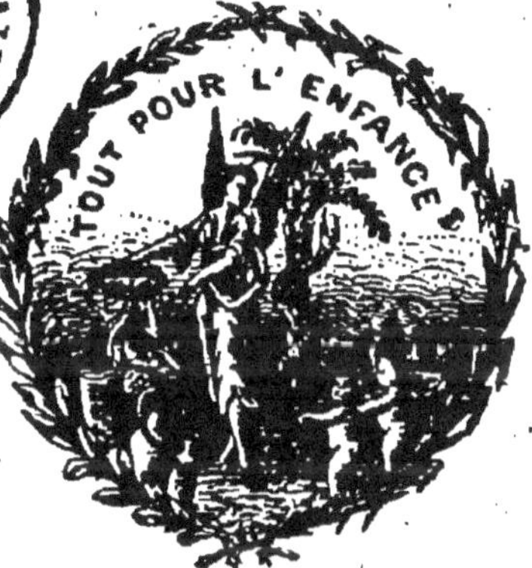

Par le Docteur JOUIN

MÉDECIN-ACCOUCHEUR, DE LA FACULTÉ DE PARIS

(40 années d'expérience)

Prix : 15 centimes

PARIS

17, PASSAGE SAULNIER, 17

1880

A MES LECTRICES

Si j'ai écrit ce petit guide, c'est que, depuis longtemps, il était arrêté dans ma pensée comme bon et utile pour vous mettre en garde contre les funestes préjugés dus à l'ignorance dans les soins à donner à vos chers enfants ; leur effrayante mortalité est due en grande partie à l'absence de leurs vrais besoins.

Les saines notions hygiéniques qui vous sont données dans ce petit opuscule vous éclaireront dans votre noble mission. Heureux si mes conseils sont suivis, ce sera ma récompense, car j'ai fait ce que j'ai cru utile : **LE BIEN**.

PETIT GUIDE

DES JEUNES MÈRES & DES NOURRICES

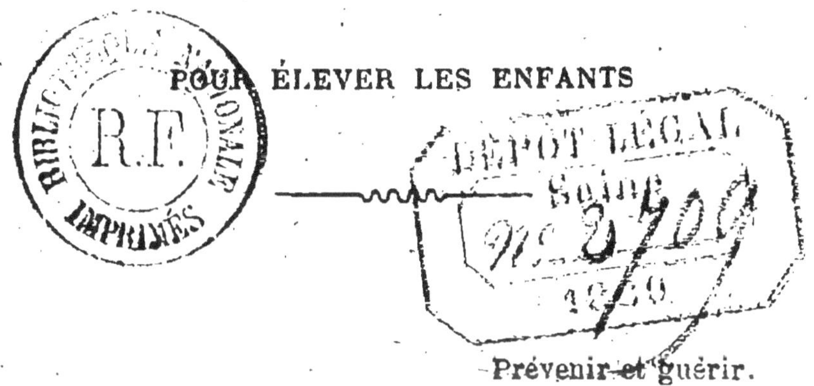

POUR ÉLEVER LES ENFANTS

Prévenir et guérir.

Le petit travail que j'écris m'est dicté par un profond amour pour l'enfant et un besoin en même temps de lui épargner les larmes de la souffrance, aux parents, les poignantes douleurs d'une inquiétude mortelle et de leur procurer un repos si nécessaire et sur lequel ils pouvaient ne pas compter.

Les conseils que je vais donner sont puisés dans une pratique de quarante années, et ils ont pour but d'arrêter l'effroyable mortalité qui sévit sur les nourrissons, car la plus grande partie meurt de fautes commises contre l'hygiène.

Il est important que ce petit guide soit répandu dans les villes et les campagnes, partout où il y a un mariage ou un baptême; qu'il soit mis entre les mains de toutes les mères, de toutes les nourrices; elles sauront ainsi élever leurs enfants, et on verra assurément alors diminuer la mortalité de ces innocentes victimes.

Comme préliminaires, je vais parler des soins à prendre pendant la grossesse; ces soins sont malheureusement ignorés de la plupart des jeunes mères, et cette ignorance est à mon avis une cause plus importante qu'on ne le croit généralement, de la grande mortalité des nouveaux-nés.

Docteur JOUIN.

I

DES SOINS A PRENDRE PENDANT LA GROSSESSE

Une femme qui devient enceinte doit à Dieu et au monde de renoncer aux habitudes, aux exercices et aux fatigues qui pourraient troubler la conception, si elle veut donner le jour à un enfant bien conformé. Qu'elle se persuade bien que des soins pris pendant cet état, dépend souvent la plus ou moins grande chance de vie de son enfant. Elle doit songer que la moindre imprudence peut causer la mort du petit être qu'elle porte dans son sein ou tout au moins en altérer la santé pour l'avenir. Elle doit cesser les soirées, les longues veilles, renoncer aux grands voyages et aux promenades en voiture, surtout lorsqu'elles sont mal suspendues. La nourriture devra être fortifiante et variée; s'il y a manque d'appétit, faire usage de bouillons gras, de jus de viande, et faciliter la digestion par l'emploi d'un peu de vin de quinquina. User avec beaucoup de modération des boissons alcooliques ou excitantes, car elles accélèrent la circulation d'une manière dangereuse pour le fœtus. Faire usage de temps à autre de *Sirop du Docteur Jouin au lacto-phosphate de chaux* ou de la *Solution du Docteur Jouin au chlorhydro-phosphate de chaux*, produits spécialisés à cet effet. (Voir page 32.)

Dans les premiers mois de la grossesse, il survient souvent des vomissements ; on en diminue la fréquence en faisant usage de viandes froides, de boissons glacées, d'eau de Seltz ou de Saint-Galmier et en buvant entre les repas de la limonade au citron. Elle devra supprimer le corset le plus tôt possible et s'habiller conformément à sa position. Il est obligatoire qu'elle soit dirigée dans cette circonstance par une personne expérimentée qui lui montre le danger qu'il y aurait pour l'enfant et pour le déroloppement du mamelon, si par la constriction des vêtements, le fœtus se trouvait gêné dans son développement et dans ses mouvements.

Dans le dernier mois de la grossesse, si l'on doit nourrir, on fera bien de former souvent le mamelon avec les doigts ou avec un bout de sein. Par ce moyen, on évitera les crevasses qui font si cruellement souffrir les jeunes mères et les empêchent parfois de continuer à nourrir leurs enfants. (Voir pour *crevasses et gerçures*, page 33.)

II

DES SOINS A DONNER AUX ENFANTS APRÈS LEUR NAISSANCE

L'enfant vient de naître, il a poussé son premier cri si doux au cœur d'une mère et qui lui fait oublier bien vite toutes les souffrances qu'elle vient d'enduredurer. L'accoucheur, après avoir reçu l'enfant, le dépose entre les jambes de la mère, sur le côté opposé à la vulve, afin que les eaux et le sang, sortant de l'utérus, ne puissent obstruer sa bouche et ses narines. Il déroule et dégage le cordon ombilical pour le couper à deux pouces de l'abdomen. Après cette section, il tient le cordon dans ses doigts pour s'opposer à l'hémorragie, si celle-ci est à craindre ; laisse perdre du sang à l'enfant, si cela est nécessaire, et il pratique la ligature avec un double fil, placé à un centimètre de la peau. Il faut avoir soin, avant de serrer le fil, de voir s'il n'y a pas de hernie ombilicale se prolongeant dans l'épaisseur du cordon, afin de ne pas lier une anse intestinale, ce qui entraînerait la mort des enfants comme on l'a vu plus d'une fois. Si la hernie existait, il faudrait la réduire avec le doigt, et la maintenir en place, le temps de faire la ligature.

III

Une fois le cordon coupé et la ligature faite, on lavera l'enfant avec précaution dans un bain d'eau tiède légèrement alcoolisée; on enlèvera les matières qui recouvrent son petit corps, et, si elles résistent, étendre doucement sur la peau un peu d'huile d'amandes douces avec les doigts.

On lavera également la tête avec le plus grand soin et il faudra la dépouiller peu à peu des saletés qui la couvrent.

L'enfant lavé, on le sèche avec un linge fin et bien chaud, puis on l'habille après avoir enveloppé le cordon d'une petite compresse de linge recouverte elle-même d'une autre compresse plus épaisse. Le tout maintenu en place par un petit bandage de corps. Cette petite compresse doit être changée tous les jours jusqu'à la chute du cordon. Si le nombril rougit ou s'enflamme, il faut mettre sur la partie enflammée un peu de *Lycopodine* (poudre végétale, voir page 29). Lorsque le cordon est tombé, on doit maintenir sur le nombril, au moins pendant un mois, une petite compresse de linge fin de la forme et de l'épaisseur d'un domino cousue dans l'épaisseur du petit bandage ; c'est un excellent moyen d'éviter les hernies ombilicales.

Le travail terminé, l'enfant sera habillé avec le maillot moderne. Il ne sera pas trop serré dans ses langes afin qu'il puisse remuer et allonger ses jambes ; ses bras ne doivent jamais être enfermés dans le maillot.

Dès que l'enfant est habillé, on lui donne une ou deux cuillerées à café d'eau sucrée aiguisée par quelques gouttes de vin, puis on le place dans le berceau, en le couchant sur le côté, sur le côté droit de préférence, pendant les premiers jours de la vie.

La mère ou la nourrice ne doit jamais coucher le nouveau-né dans son lit à côté d'elle ; plusieurs fois des enfants ont été trouvés morts ainsi étouffés.

IV

DU BERCEAU

Le berceau a la forme d'un œuf allongé. Il doit être solidement fixé à ses deux extrémités, de manière à le rendre immobile afin de ne pouvoir bercer l'enfant, et pour que celui-ci devenu plus fort, ne puisse tomber de sa couche. Un ou deux paillassons de maïs ou de balle d'avoine, un petit matelas de crin ou de varech composent sa literie : ne jamais faire sécher ces paillaissons au feu lorsqu'ils seront mouillés, mais bien au soleil ou dans un courant d'air.

La plume, la toile cirée, le caoutchouc, la peau de mouton, doivent être sévèrement proscrits à cause de la chaleur, de la mauvaise odeur et de l'humidité qu'ils entretiennent au berceau. Pour obtenir une grande propreté dans la couche du nouveau-né, il faut mettre, sous l'enfant, un feutre absorbant ou un molleton qui préservera et empêchera les langes et les paillassons d'être salis par l'urine. Lorsqu'il est mouillé, on le fait sécher au soleil ou au grand air.

Les rideaux du berceau seront en étoffe légère, de manière à ne pas intercepter le passage de l'air.

On aura soin de ne pas trop couvrir les enfants, car, sous des couvertures épaisses, ils sont toujours en sueur, s'affaiblissent et s'enrhument dès qu'on les lève. L'hiver, on placera aux pieds du nourrisson une bouteille en fer blanc ou en grès remplie d'eau chaude.

Il faut éviter de placer le berceau dans une alcôve; l'enfant a besoin de respirer un air pur. Il serait mieux situé au milieu d'un appartement.

J'ai dit qu'il n'était pas permis à la mère ni à la nourrice de le coucher dans leur lit, j'en ai donné le motif; il ne convient pas davantage de le placer dans un grand lit; l'enfant en s'agitant peut faire une chute mortelle. J'ai été témoin d'un fait pareil arrivé à un jeune enfant de M. le comte de L. C. qui, tombé d'un grand lit sur la tête, mourut cinq jours après d'une méningite.

V

ALLAITEMENT MATERNEL ET RÉGIME DU NOURRISSON

La mère doit nourrir autant que possible son enfant lorsqu'elle est d'une bonne santé et qu'il n'y a pas dans ses descendants ou collatéraux directs de parents scrofuleux, phthisiques ou cancéreux: cela est utile pour sa santé aussi bien que pour celle de son enfant.

Elle ne devra donner le sein que toutes les deux heures pendant les premières semaines, et l'enfant, qui têtera à des intervalles réglés, le fera avec plus d'avidité que les autres; il épuisera le sein de manière à enlever les dernières parties du lait qu'il renferme et qui sont les meilleures, parce qu'elles contiennent plus de crème que les premières parties soutirées.

L'époque à laquelle l'enfant peut être présenté au sein de sa mère peut être plus ou moins longue, suivant que l'accouchement aura été plus ou moins pénible; cinq à six heures suffisent ordinairement. Les mouvements de succion qu'il exécute avec vigueur, les vagissements qu'il fait entendre, indiquent assez le besoin qu'il éprouve ; et quel aliment plus convenable peut-on lui offrir que celui que la nature lui a préparé ! Il ne tire d'abord de la mamelle qu'un liquide jaunâtre, peu abondant, connu sous le nom de colostrum, et qui, par sa nature, est très propre à lubrifier la surface interne du conduit intestinal, à solliciter doucement les contractions, à délayer le méconium et, par cela même, à faciliter l'expulsion de cette matière. Ce liquide acquiert peu à peu l'apparence et les qualités du lait et devient de plus en plus abondant.

Si l'on différait à mettre l'enfant à la mamelle, il perdrait les avantages qu'il doit tirer du colostrum, et la grande distension des mamelles, qui a lieu à l'époque de la fièvre de lait, s'opposerait à ce qu'il pût têter ; il faudrait en outre attendre que cette tension eût diminué. Un enfant faible ne pourrait supporter ces délais et serait la victime de l'ignorance ou des préjugés de ceux qui l'auraient soigné.

Il y a, comme on le voit, de très bonnes raisons pour faire téter l'enfant de bonne heure ; il n'y en a pas pour attendre jusqu'à la fin de la fièvre de lait, comme quelques personnes le veulent.

Il ne faut pas que la mère apporte un zèle inconsidéré à remplir son devoir de nourrice et qu'elle cherche toujours à calmer les cris de son enfant ; elle doit se ménager dans l'intérêt de son bébé et ne pas épuiser ses forces par un allaitement trop souvent répété : l'enfant qui tète à chaque instant n'a pas le temps de digérer ce qu'il prend et ne peut pas bien se porter. Pour que le lait d'ailleurs puisse nourrir un enfant, il faut qu'il ait le temps de se former et de subir, dans le sein de la mère, une certaine élaboration.

Le soir, elle fera téter son enfant vers dix heures. puis le lendemain vers cinq heures du matin; si l'enfant se réveille dans l'intervalle et qu'il crie, on lui donnera un peu de bon lait coupé avec de l'eau de gruau et il finira par dormir.

Avant d'attendre plus longtemps à indiquer le moyen de guérir les gerçures du mamelon, maladie si douloureuse pour la mère, je conseille avec succès l'emploi de la lycopodine après chaque tétée. La mère aura la précaution de laver le mamelon, puis de le saupoudrer de lycopodine. ou mieux encore de l'enduire du *baume* préparé spécialement contre les *gerçures*. (Voir page 33.)

VI

RÉGIME DE LA MÈRE PENDANT L'ALLAITEMENT

La mère doit se nourrir pendant l'allaitement comme elle l'a fait pendant sa grossesse. Il sera fort utile qu'elle prenne pendant huit à dix jours, chaque mois, et matin et soir, une cuillerée de *Sirop du Docteur Jouin au lacto-phosphate de chaux*. (Voir page 32.)

Elle sera plus longtemps à table que de coutume, et fera quatre repas par jour. Son régime sera fortifiant; elle pourra se nourrir de viandes grillées, rôties, légumes cuits et fruits bien mûrs et de saison, de bon vin rouge coupé d'eau, et d'un peu de café au lait, si elle en a l'habitude.

Tous les jours elle fera une course de quelques heures; ces promenades produiront une heureuse influence tant sur la quantité que sur la qualité du lait.

VII

ALTÉRATION PAR LES AFFECTIONS MORALES

Si la mère est sujette aux attaques nerveuses, à la frayeur ou à la colère, elle devra, s'il lui arrive une de ces crises, suspendre l'allaitement jusqu'à ce que la perturbation morale ait complétement disparu, ce qui, habituellement, ne demande pas plus d'une à deux heures; car, faire téter l'enfant dans ces conditions et sans avoir préalablement fait tirer son lait par un moyen quelconque, ce serait l'exposer aux convulsions ou à des conséquences très graves.

Il sera nécessaire, pendant ces crises, qu'elle prenne trois ou quatre cuillerées à bouche de *Sirop néophile du Docteur Jouin*, et que de temps en temps elle en fasse également usage. (Voir pages 28 et 29).

VIII

ALLAITEMENT PAR LES NOURRICES

Lorsque la mère appelée à nourrir son enfant ne pourra remplir cette noble fonction, soit pour cause de santé, ou pour tout autre motif, elle devra le confier à une nourrice.

Elles sont de deux sortes : celles qui rentrent dans la famille pour y donner leurs soins au nouveau-né, sous les yeux de la mère, avec sa surveillance de tous les instants; les autres qui demeurent loin du foyer conjugal et emportent le nourrisson dans leur maison, quelquefois sous un toit humide, mal aéré, où la surveillance sera nulle, et où, peut-être, régnera la misère. Autant j'accepte la première situation, que je repousse la seconde de toute mon autorité.

La mère, avant de faire son choix, aura par prudence fait examiner la nourrice qu'elle doit donner à son enfant, afin de s'assurer qu'il n'existe à l'intérieur du corps aucune cicatrice ou empreinte qui indique l'existence actuelle ou antérieure d'une maladie rachitique, scrofuleuse, dartreuse ou syphilitique.

Toutes les qualités étant trouvées suffisantes sous le rapport de la santé, de la physionomie et du caractère, il faut encore, et cela est essentiel, que le lait n'ait pas plus de quatre à six mois de date, et il est encore préférable de prendre une femme qui aura allaité d'autres enfants, comme étant mieux instruite sur les soins à leur donner.

Pour l'accomplissement de cette importante et délicate mission, il faut que la nourrice aime beaucoup l'enfant, qu'elle l'aime avec ce charme tout particulier qui n'appartient qu'à la femme, car elle le tire du fond de son cœur; qu'elle l'aime en raison des soins délicats, attentifs et incessants qu'elle doit lui donner.

IX

ALLAITEMENT ARTIFICIEL

Biberon. — Farine - Nourrice.

Le biberon est le véritable auxiliaire de l'allaitement maternel; il est souvent appelé à le remplacer complètement, et il procure le meilleur moyen de préparer le sevrage du nourrisson.

Depuis quelques années, cet allaitement artificiel prend une grande extension en raison des services qu'il peut rendre à la nourrice.

J'ai étudié cette question avec beaucoup de soin, ainsi que tous les systèmes de biberons employés jusqu'à ce jour. C'est alors qu'après une longue pratique, j'en ai combiné un, dénommé *biberon Jouin ou biberon du Docteur Jouin* (voir page 27), dont les dispositions répondent aussi exactement que possible à l'allaitement maternel.

Beaucoup de mes confrères et un grand nombre de sages-femmes, en ayant constaté les heureux résultats et sa supériorité incontestable sur les autres, m'ont engagé à en recommander publiquement l'emploi, ce que je me suis décidé à faire, dans l'espérance d'être utile.

A moins de cas exceptionnels, il est toutefois prudent de ne se servir du biberon qu'après que la mère aura, pendant deux à trois semaines, allaité son enfant.

Pour le choix du lait, on se sert plus généralement de celui de vache, qui se rapproche beaucoup par sa composition de celui de la femme. Il est habituellement plus avantageux pour le nourrisson qu'on lui donne du lait de la même vache, que l'on nourrira surtout avec des fourrages secs, tels que du foin, cette nourriture devant produire un meilleur lait.

Dans les premiers jours, il faut couper le lait avec les deux tiers d'eau de gruau, faite très légèrement (ou mieux encore avec une cuillerée à bouche de *farine-nourrice* (voir page 27) délayée dans un litre d'eau); puis, moitié pendant les deux mois qui suivent, et un quart jusqu'au sixième mois : à cette époque, le donner pur.

Il est très utile que l'alimentation soit réglée. Au début, on fera prendre à l'enfant toutes les deux heures 30 à 40 grammes, soit 2 à 3 cuillerées de lait mélangé comme je viens de l'indiquer. Quinze jours après, 50 grammes toutes les trois heures : on augmentera progressivement la dose pour arriver à peu près à 100 grammes par repas à deux mois, 120 grammes à trois mois; et, à six mois, 1,000 à 1,200 grammes par 24 heures. Sur la carafe du *Biberon Jouin* existent des graduations qui mesurent 30 grammes, ce qui facilite les indications.

Ne jamais faire bouillir, seulement tiédir le lait, car l'ébullition le prive de son arôme, d'une partie de ses matières nutritives et en rend la digestion moins facile. Les différentes quantités de liquide seront sucrées légèrement; on les donnera à l'enfant à une température modérée.

Il est préférable de ne mettre dans le biberon que la quantité nécessaire à chaque repas, après s'être assuré qu'il a été nettoyé et qu'il fonctionne bien.

Farine-Nourrice (voir page 27).

La statistique a établi que souvent, pour des causes diverses, le lait, après quelques mois, n'est plus suffisant à l'alimentation d'un bon nombre d'enfants. Ainsi que beaucoup de praticiens, je me suis préoccupé de ce fait, dont les conséquences causent chaque année la mort de milliers de nourrissons. Mes recherches constantes m'ont amené à préparer un produit, connu aujourd'hui sous le nom de *Farine Jouin (farine-nourrice du D* Jouin*, voir page 27), dont l'emploi procure aux enfants une santé parfaite, et leur facilite une excellente constitution pour l'avenir. Pendant plusieurs années, il sera très important de leur en faire prendre une boîte de temps à autre. C'est une farine de gruau d'avoine qui, en raison des principes formant sa composition, est très nutritive et d'une digestion extrêmement facile, étant, par suite de procédés spéciaux, dextrinifiée et diastasée ; elle renferme aussi une quantité suffisante de cacao et du lac-tophosphate de chaux, qui est si nécessaire à la constitution osseuse des enfants.

On doit employer la farine-nourrice de préférence aux farines à base de lait.

Sans prétendre toutefois que ces aliments soient mauvais, je suis d'avis, avec beaucoup de mes confrères, qu'ils ont plus d'un inconvénient, en raison de leur altération facile; *en effet, une seule boîte de ces produits lactés, si elle a souffert d'un commencement de fermentation, peut déterminer la diarrhée avec toutes ses conséquences fatales ; ils peuvent échauffer le sang et développer l'embonpoint des nourrissons au détriment des os et des muscles, ce qui n'arrive pas avec la farine-nourrice du Dr Jouin.*

Avant tout, il faut penser au bien qu'elle prodigue, sans s'occuper s'il s'en trouve de plus agréable au goût, car ce n'est pas avec des gâteaux qu'on nourrit suffisamment les enfants.

On peut la préparer au lait ou à l'eau, et même avec du bouillon, ce qui permet de varier l'alimentation.

La mère, en faisant usage de cette *farine-nourrice* peut donc être assurée d'avoir un enfant sain et bien constitué; c'est également l'opinion des nombreux médecins et des sages-femmes qui en constatent chaque jour les bienfaits.

Mode d'emploi de la Farine-Nourrice.
(Farine-Nourrice du Dr JOUIN)

Pour le biberon, couper le lait dans les proportions indiquées plus haut (voir page 14); mettre une cuillerée à bouche de cette farine dans un litre d'eau; la délayer dans un peu d'eau froide pour éviter les grumeaux, ajouter le liquide en remuant et faire bouillir quelques minutes.

Vers le *cinquième* ou *sixième mois*, on pourra com-

mencer à donner une *petite bouillie par jour* et contenant *une cuillerée à bouche* de cette farine pour
dix cuillerées de lait. La préparer comme il vient
d'être dit, soit avec du lait, de l'eau ou même du
bouillon, et au bout de quelque temps, l'enfant pourra
prendre deux soupes ; puis trois, quelques mois plus
tard ; c'est-à-dire en augmenter le nombre et la pro-
portion de farine à mesure qu'il avance en âge. On
devra alors l'habituer à ne plus boire la nuit.

Il est important de donner les repas à heures fixes,
à trois heures d'intervalle environ et la bouillie fraî-
chement préparée.

Il ne faut jamais faire manger l'enfant dès les
premières semaines, ce qui malheureusement arrive
encore faute d'expérience, on lui faire prendre trop
de nourriture à chaque fois, il pourrait s'en suivre
des accidents graves. Il est également à remarquer
que les enfants qui mangent de tout ne sont jamais
bien portants.

X.

DU SEVRAGE

Lorsque le moment fixé pour le sevrage est arrivé,
l'enfant déjà suffisamment et graduellement habitué
à des aliments solides par la Farine-Nourrice, et se
trouvant en bonne santé, est soumis au sevrage,
non pas brusquement, mais dans l'espace du 12ᵐᵉ au
15ᵐᵉ et même au 18ᵐᵉ mois, après une poussée dentaire, de préférence, au printemps ou à automne

mais toujours hors de l'époque des grandes chaleurs ou des grands froids. La mère doit s'armer d'énergie, car il faut qu'elle résiste aux cris du bébé.

Elle refuse d'abord le sein pendant la nuit, remplace la tétée par le biberon contenant du lait, de l'eau sucrée ou de l'eau pure dane laquelle on délaie un peu de *Farine-Nourrice*. Le jour, elle commence par remplacer une ou deux tétées par le biberon et ne donne plus le sein que deux fois, puis ensuite une seule fois, et enfin plus du tout, en substituant chaque fois le biberon à une tétée.

Dans la journée, à heures et à intervalles réglés, on présente d'autres aliments, des crèmes de riz, du bouillon gras, de la *Farine-Nourrice*, préparée au lait ou à l'eau et au beurre ou avec du bouillon, ou de la croûte de pain dans de l'eau rougie. Il est inutile de recourir à la viande crue dont l'usage n'est pas sans inconvénient (vers intestinaux).

On ne donnera de viande cuite qu'après que l'enfant aura traversé la période des accidents du sevrage; alors, on varie davantage l'alimentation.

Cependant quelques-uns de ces nourrissons restent obstinément attachés au sein de leur nourrice, et il faut, pour les en dégoûter, mettre autour du mamelon une solution amère, mais inoffensive, de gentiane ou d'aloès, dont la saveur est très désagréable et les repousse sans retour.

La Farine-Nourrice et le Biberon du Docteur Jouin sont, avec les indications données, le meilleur moyen de préparer le sevrage.

XI.

SOINS HYGIÉNIQUES

Comme je l'ai expliqué au début, il est nécessaire que l'enfant ait une certaine liberté dans ses langes, afin qu'il puisse remuer ses jambes, et qu'il n'ait pas la poitrine trop pressée : on doit alors attacher le maillot au niveau des seins et lui mettre les bras en dehors. Pendant les grandes chaleurs il sera peu vêtu, le cas contraire provoquerait des sueurs qui pourraient l'affaiblir.

La santé exigeant une grande propreté, la toilette d'un enfant doit être faite chaque jour avec de l'eau un peu tiède; et il est fort utile de le changer toutes les fois qu'il aura sali sa couche. Lorsqu'on aura nettoyé et bien essuyé le corps, on devra le lui poudrer partout avec la *Lycopodine Jouin* (voir page 29), produit végétal et parfumé pour la toilette, et qui prévient et guérit les rougeurs, plaies et excoriations. Cette poudre est également d'une grande utilité pour la nourrice, lorsque la peau des seins se gerce; celle-ci pourra encore employer avec succès le baume préparé spécialement pour les gerçures et les crevasses, comme nous l'avons dit précédemment. (Voir *Baume souverain*, page 33.)

Des bains toniques deux fois par semaine, en l'y laissant pendant dix minutes, peuvent développer ses forces. Il arrive également que beaucoup d'enfants ont sur la tête une crasse appelée assez généralement *enfantin*, il faut alors bien se garder de l'arracher, lorsqu'elle existe, mais on peut l'enlever avec précaution en y mettant un peu d'huile d'amandes douces et en ayant soin de leur brosser chaque jour la tête.

Lorsqu'il s'est formé sur la figure une croûte de lait désignée habituellement sous le nom de *Gourme*, ce qui se produit surtout pendant l'époque de la dentition, on doit la soupoudrer de poudre de riz ou de *lycopodine* et la brosser plusieurs fois par jour, de préférence avec une brosse de chiendent.

Toutes les mères doivent maintenant savoir que l'air est, après le lait, ce qu'il y a de plus nécessaire à la santé de l'enfant : il faut le promener aussi souvent que le temps le permet et ne pas craindre pour cela de troubler son sommeil; le couvrir selon la saison, aérer la chambre et le berceau, et exposer à l'air les couches sales; le porter couché sur un oreiller jusqu'à ce qu'il ait pris suffisamment de force. Dès que l'enfant peut se mettre sur son séant, au lieu de le laisser dans son berceau, il sera bon de le coucher sur un tapis avec des jouets et entouré de chaises sur lesquelles, lorsqu'il sera assez fort, il pourra s'appuyer pour tenter de faire quelques pas. Il sera très utile à cette époque de lui faire prendre un peu de *Sirop du Docteur Jouin, au lacto-phosphate de chaux* (voir page 32), ce qui lui donnera plus de force pour marcher, mais ne pas le mettre sur ses pieds avant qu'il ait atteint huit à neuf mois, car il est prudent de laisser agir la nature.

Vers le sixième mois on pourra faire usage de petites voitures, mais sans l'y laisser trop longtemps.

On doit également ne jamais bercer les enfants, et éviter de toujours obéir à leurs moindres désirs, ce qui pourrait les rendre capricieux et volontaires.

XII.

VACCINATION

Il est indispensable, suivant l'Académie de médecine, de faire vacciner l'enfant dans les trois premiers mois qui suivent la naissance, ou même dans les premières semaines, s'il règne de la variole : Le vaccin est le seul préservatif de cette maladie.

C'est une erreur de croire que l'on ne peut vacciner qu'au mois de mai. On vaccine en tout temps, du moins quand l'enfant n'est pas souffrant, mais on peut cependant éviter le moment des grands froids et des chaleurs excessives. La vaccination dans les trois premiers mois a l'avantage de mettre l'enfant plutôt à l'abri de la variole et de ne pas coïncider avec la dentition ou le sevrage, car alors toutes les maladies fébriles sont plus dangereuses; or, la vaccination cause un peu de fièvre.

Il sera utile de faire examiner le vaccin huit jours après son application, afin d'être certain qu'il a bien pris.

Contrairement à ce que croient beaucoup de mères,

où ne nuit jamais à un enfant en prenant sur lui du vaccin, c'est même lui rendre service, car on diminue ainsi le gonflement et la tension douloureuse des boutons.

XIII

DE LA DENTITION

La dentition est une époque critique pour les nourrissons, aussi a-t-elle été l'objet d'une étude sérieuse.

La statistique nous apprend que le tiers des enfants succombe pendant la dentition; ce triste résultat est la conséquence de fautes commises contre l'hygiène : aussi quels soins les mères de famille ne doivent-elles pas apporter pendant toute cette période.

La dentition commence généralement du sixième au huitième mois, elle se fait par groupes et se termine habituellement vers la fin de la deuxième année. L'on compte alors vingt dents primitives qui sont destinées à tomber pour faire place, vers l'âge de 7 ans, à d'autres dents qui formeront ce qu'on appelle la seconde dentition.

Les deux premières dents incisives inférieures médianes sortent ordinairement du septième au huitième mois, et l'enfant a ensuite six semaines de tranquillité.

Les quatre incisives supérieures mettent un

mois à sortir. D'abord les médianes, puis les latérales qui apparaissent du dixième au douzième mois.

Les quatre premières molaires et après les deux incisives latérales sortent du douzième au quinzième mois, l'enfant a douze dents, puis, il y a un temps de repos de trois à quatre mois, pendant lequel il n'y a pas d'évolution dentaire.

Viennent ensuite les quatre canines, du dix-huitième au vingtième mois, et, après un nouvel intervalle de trois à quatre mois, arrivent les quatre dernières molaires. L'enfant a alors ses vingt dents de lait.

Avant l'apparition des premières dents, les gencives deviennent rouges et se gonflent, l'enfant a de la fièvre, ses mains sont brûlantes, il les porte sans cesse à ses lèvres; il bave, sa bouche est sèche, ses gencives tendues et luisantes et très douloureuses; il a une soif ardente, il est agacé, criard, sans sommeil; il mâchonne, il mord le mamelon et tous les objets à la portée de ses mains; il n'a plus d'appétit et il devient triste et languissant.

La mère inquiète de son enfant dans ces conditions de souffrance, se trouvera bien heureuse d'avoir sous la main le *sirop de dentition du Docteur Jouin* (voir page 31), qu'elle emploira en frictions sur les gencives du nourrisson. Il se produira dans la souffrance de l'enfant un calme presque subit et tout ce cortège d'atroces douleurs cessera en continuant dans le jour de temps en temps ces frictions.

Je rejette toute espèce de hochets; je conseille seulement des racines de réglisse ou de guimauve,

qui pourront se ramollir dans la bouche de l'enfant.

Il est encore un autre produit, le *sirop néophile
au bromure de sodium* (voir page 28), que je m'em-
presse de recommander comme calmant très
bien les petits malaises qui précèdent ou suivent
les grandes crises de l'évolution dentaire, et qui
paraît, sinon faire disparaître, du moins mitiger cer-
tains accidents que l'on observe le plus fréquemment
dans la dentition, tels que la *diarrhée*, la *toux*, les
convulsions, les *affections cérébrales*. Ce sirop est
pour ainsi dire indispensable pour élever facilement
les enfants; on peut l'employer depuis la naissance
jusqu'à quatre ou cinq ans.

*Toutes les mères devraient en faire usage pour
leurs enfants.*

Il ne faut jamais les faire sortir le soir pendant le
travail de la dentition, lorsqu'il fait froid, ni pendant
les chaleurs excessives; ce serait les exposer à des
accidents. *Leurs repas doivent également être très
réglés.*

XV

CONSEILS A SUIVRE

Eviter l'usage des suçons de liège, d'éponge ou de
linge que l'on met quelquefois entre les lèvres de
l'enfant pour calmer sa faim et ses cris. (Académie
de médecine.)

Une surveillance continuelle est indispensable pour éviter les accidents qui menacent sans cesse l'enfant : les chutes, les empoisonnements, les brûlures.

Il est prudent de ne jamais laisser le nourrisson seul avec des animaux domestiques; les accidents sont trop fréquents.

On ne doit pas laisser l'enfant avec d'autres enfants de son âge, ni le laisser vagabonder. S'abstenir de rien prononcer de grossier devant lui et éviter de lui parler d'une façon incorrecte ou enfantine.

Ne pas l'amuser avec des contes absurdes.

On ne doit jamais frapper les enfants.

Il faut résister énergiquement dès le début à toutes leurs exigences déraisonnables et ne pas craindre de provoquer leurs cris en refusant de céder à leurs caprices.

Le seul moyen de les rendre dociles c'est de leur montrer que c'est en pure perte qu'ils insistent à réclamer ce qu'on leur refuse.

Il est excessivement dangereux de les effrayer, de les enfermer dans des cabinets noirs, car on peut ainsi leur faire contracter des maladies redoutables et même l'épilepsie.

Il ne faut jamais les menacer du médecin, du croquemitaine, du diable, des fées.

On les habituera à ne craindre ni l'obscurité, ni le tonnerre, ni quoi que ce soit.

RENSEIGNEMENTS UTILES

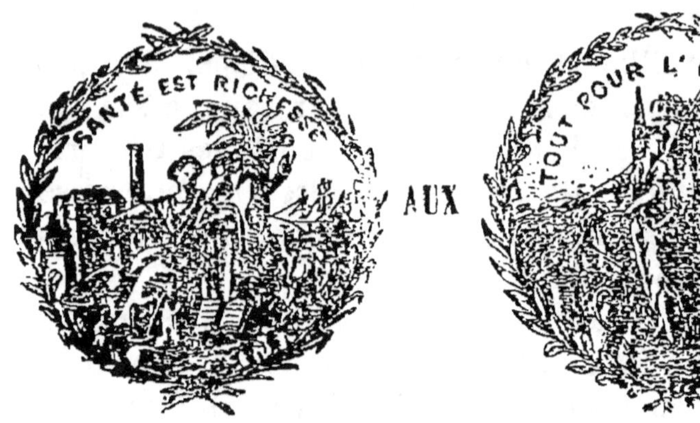

AUX

MÈRES DE FAMILLE

ET

Extraits des écrits faits sur chacune des

SPÉCIALITÉS DU DOCTEUR JOUIN

MÉDECIN ACCOUCHEUR, DE LA FACULTÉ DE PARIS

(40 années d'expérience)

Approuvées et recommandées par la plupart des médecins

MÈRES DE FAMILLE

Si vous voulez avoir des enfants sains et robustes, employez pour les élever les spécialités du docteur Jouin, et dont quelques-unes sont également pour vous-mêmes d'une grande utilité afin d'obtenir et conserver votre santé.

Les attestations les plus élogieuses d'un grand nombre de médecins, sages-femmes et mères de famille en font foi.

BIBERON JOUIN, BIBERON du D' JOUIN.
— Si vous n'avez pas le bonheur de pouvoir élever
vos enfants au sein, servez-vous exclusivement de
ce biberon, dont les dispositions répondent à l'allaitement maternel. Il ne fatigue jamais les enfants.

Avoir soin de voir si le biberon fonctionne bien,
lorsqu'on le donne à l'enfant; cette précaution lui
évite encore la peine de faire monter le lait à la
bouche, et chasse l'eau ou le vieux lait qui pourrait
être resté dans la tétine.

Ne faites jamais bouillir le lait, mais tiédir, parce
que l'ébullition le prive d'une partie des matières
nutritives et de l'air qui en facilite la digestion. Il
est préférable de ne mettre dans le biberon que la
quantité nécessaire à chaque repas.

FARINE JOUIN (Farine-Nourrice du D'JOUIN).
— Aliment le meilleur et le plus complet pour les
nourrissons et les enfants, bien supérieur à toutes
les farines lactées ou autres. Cette farine dextrinifiée et diastasée, renferme aussi une petite quantité de cacao et du lacto-phosphate de chaux, produit si nécessaire à la constitution des enfants. *à
ceux surtout qui sont atteints, par suite de l'insuf-
fisance du lait maternel, d'affaiblissement, de dé-
périssement, de vomissements, de diarrhées chroniques et de toutes les maladies inhérentes au
premier âge.*

Employez la Farine-Nourrice du Docteur Jouin,
disent aux mères de famille les docteurs et les sages-
femmes, qui en constatent chaque jour les bienfaits,
et vous aurez des enfants sains et bien constitués,

exempts généralement de toutes ces maladies dont ils sont si souvent atteints.

On peut le dire hautement, aucun aliment ne peut donner de pareils avantages. aussi ne saurait-on trop en recommander l'emploi. Avant tout il faut penser au bien que prodigue ce produit, sans s'occuper s'il s'en trouve de plus agréable au goût, car ce n'est pas avec des gâteaux qu'on nourrit suffisamment les enfants.

Il ne faut pas croire qu'un enfant est fort parce qu'il est gros, car la graisse se forme souvent au détriment des os et des muscles, ce qui n'arrive jamais avec cette farine. On peut la préparer au lait ou à l'eau et même avec du bouillon, ce qui permet de varier l'alimentation.

Qu'on compare donc aux autres enfants ceux élevés avec la *Farine-Nourrice du docteur Jouin* et on pourra dire que ce produit, qui a pris comme axiôme « *Tout pour l'enfance,* » fera le tour du monde, et, avant peu, deviendra certainement universel.

Prix : 2 fr. la boîte, pour 30 à 40 potages.

SIROP NÉOPHILE du Dʳ JOUIN (au bromure de sodium), *pour prévenir et guérir les maladies des enfants en bas-âge.*

La statistique démontre que les enfants succombent pour plus d'un tiers dans la première année de leur existence, et les études faites jusqu'à ce jour pour atténuer cette effrayante mortalité ont constaté les bienfaits rendus à ce sujet par le *sirop néophile du docteur Jouin,* qui, depuis quarante années, s'occupe d'une façon toute spéciale de l'hygiène et des maladies de l'enfance.

Ce produit ne contient aucune préparation opiacée nuisible à la santé de l'enfant; en l'employant, on est sûr d'obtenir une amélioration, sans crainte de faire mal. Il y a certes là, pour la mère, une sérieuse garantie; c'est pour cela qu'il est adopté et recommandé aujourd'hui par la plupart des médecins.

Ce produit s'emploie avec succès lorsque les enfants sont atteints d'*agitations*, d'*insomnies*, de *convulsions*, de *mauvaises digestions*, de *vomissements*, de *diarrhée*, *désordres intestinaux*, de *toux*, etc., etc., lorsqu'ils pleurent ou crient sans cause appréciable, surtout pendant la période de la dentition, époque si terrible pour eux.

Toutes ces affections de l'enfance sont en général évitées en faisant prendre chaque jour aux enfants bien portants, jusqu'après le sevrage, deux à quatre cuillerées à café de ce sirop.

Il sera fort utile aux nourrices d'en prendre elles-mêmes, de temps à autre, une ou deux cuillerées à bouche par jour, afin d'en saturer leur lait, ce moyen devant être d'une grande importance pour leurs nourrissons.

Prix : 2 fr. le Flacon.

LYCOPODINE du D' JOUIN. — Cette poudre hygiénique, végétale et parfumée, bien préférable au lycopode, est indispensable aux nourrices et pour la toilette des enfants. Elle préserve des échauffements, rougeurs, excoriations, crevasses, gerçures des seins et les guérit. Elle est également indispensable aux personnes dont la peau a tendance à se couper, par suite d'embonpoint ou d'exercice.

Prix : 0 fr. 60 centimes la boîte poudrière.

SIROP VERMIFUGE du D' JOUIN.

La présence des vers dans les intestins est souvent une des causes des désordres que l'on remarque chez les enfants et même chez les adultes.

Il en est peu de plus dangereuse, de plus tenace et qui amène des troubles plus graves dans l'économie.

Aussi chez les enfants les mieux constitués voit-on souvent surgir les symptômes suivants : *pâleur du visage, insomnie, rapports, odeur aigre de la respiration, malaises et coliques, soubresauts pendant le sommeil, démangeaisons au nez, maux de tête, surexcitations, impatiences*, etc., autant d'effets qui ont souvent pour cause la présence des vers dans les intestins.

Il n'est pas nécessaire que tous ces symptômes se manifestent à la fois, il suffit que quelques-uns d'eux se signalent pour que la mère prudente doivent recourir de suite aux vermifuges.

Le *Sirop Vermifuge* du docteur Jouin, employé immédiatement aux doses indiquées suivant les âges, prévient les maladies qui seraient la conséquence des premières perturbations de la santé que nous venons de signaler. Son action est prompte et son emploi n'offre aucun des dangers des vermifuges ordinaires. — Les enfants le prennent facilement, sans répugnance aucune, et ne peuvent en être incommodés.

Il est également d'une grande efficacité dans presque toutes les maladies de l'enfance et de l'âge adulte, il combat la coqueluche, les maux d'estomac, les maux de tête, les coliques de ventre, les convulsions, etc.

Prix : 2 fr. le flacon.

SIROP DE DENTITION du Dr JOUIN, médecin accoucheur, de la Faculté de Paris.

Le Sirop de Dentition du docteur Jouin a acquis une réputation justement méritée par les bienfaits qu'il rend chaque jour aux enfants à la période de la dentition, époque terrible pendant laquelle succombe le tiers des nourrissons, et mortalité qui aurait pu être diminuée en bonne partie, si les précautions hygiéniques avaient été prises.

Il a pour propriété incontestable de faciliter la sortie des dents chez les enfants. Il calme et anéantit la démangeaison des gencives, appelée *prurit dentaire*, dont l'influence est si dangereuse et amène habituellement la *diarrhée*, les *vomissements* et les *convulsions. Aussi ne saurait-on trop recommander l'emploi de ce Sirop, qui est indispensable aux nourrissons, et d'où dépend souvent leur existence.* Son efficacité est certaine et attestée par les nombreuses mères de famille qui en font usage pour leurs enfants.

Il suffit de frictionner avec ce Sirop, matin et soir, et plus souvent s'il est nécessaire, les gencives des enfants qui font des dents. La bouche reste ainsi pure, fraîche, et exempte de toute irritation.

SIROP du Dr JOUIN , *au lacto-phosphate de chaux.*

Son emploi est nécessaire pour fortifier les enfants, surtout ceux qui ont les jambes faibles. Il est également indispensable pour la femme d'en faire usage pendant sa grossesse, si elle veut mettre au monde un enfant bien constitué, et, pour la nourrice, pendant l'allaitement, afin que son lait puisse donner au nourrisson force et santé. *Il favorise le développement chez les jeunes personnes en même temps qu'il les préserve de devenir poitrinaires.*

Rien ne lui est comparable au point de vue de *l'influence. régénératrice, reconstituante, réparatrice, tonique et anti-anémique* contre le rachitisme et les affections scrofuleuses des enfants, etc.

Prix : 3 fr. le flacon.

SOLUTION du Dr JOUIN au *chlorhydro-phosphate de chaux.*

Cette solution possède les mêmes propriétés que le sirop au lacto-phosphate de chaux. Elle ne contient pas de sucre et peut être mélangée à l'eau et au vin. N'ayant aucun goût, les malades ne s'en fatiguent nullement. Prise au moment des repas, elle facilite la digestion. Ces deux spécialités du docteur Jouin (sirop au lacto-phosphate de chaux et la solution au chlorhydro-phosphate de chaux) diminuent considérablement la mortalité chez les enfants. Elles obtiennent également chaque jour les résultats les plus encourageants et les succès les plus merveilleux dans la plupart des maladies : *phthisie pul-*

monaire, maladies de l'estomac et d'origines diverses, chlorose, maladies nerveuses, maladies du jeune âge, tempéraments faibles, épuisements, convalescences difficiles, âge critique dit retour d'âge, maladies chroniques.

Chez les jeunes mères, alors que toutes les préparations ferrugineuses avaient été insuffisantes, ce produit remet le sang en état de réparer les pertes de l'organisme.

Prix : 2 fr. 50 le flacon.

BAUME SOUVERAIN du Dr JOUIN, *à l'oléc-glycéré-saccharate de chaux*, contre les gerçures et crevasses des seins.

Ce produit ne contient aucune substance susceptible de nuire aux enfants; on l'emploie aussi très avantageusement contre *les brûlures, les gerçures du nez, des lèvres*, ainsi que *pour les engelures*. Il suffit, pour détruire les démangeaisons et guérir ces petites excoriations, d'enduire avec ce baume les parties malades.

Prix : 1 fr. 75 le pot.

FER JOUIN *(fer liquide en gouttes concentrées du Dr JOUIN)*.

De toutes les préparations ferrugineuses la plus active et la plus assimilable est celle que l'on désigne sous le nom d'hydrate de peroxyde de fer soluble, ou de *fer Jouin, fer liquide du docteur Jouin*.

Cette préparation, après une série nombreuse d'expérimentations en France et à l'étranger, a pris rang dans la matière médicale, et aujourd'hui sa vogue est universelle.

La médication par le *fer Jouin* est une des plus rationnelles de la thérapeutique dans la débilité générale, native ou acquise.

Sous cette forme, le fer n'est nullement acide; il ne fatigue pas les organes digestifs. A la dose de 1 à 3 grammes par jour (20 à 60 gouttes), suivant les âges, sa puissance d'assimilation est considérable.

C'est assurément un produit de premier ordre pour la médication martiale, et qui doit rendre d'immenses services, car il compte de nombreux succès.

La débilité générale, native ou acquise, se produit à la suite d'un allaitement dont le produit est insuffisant pour le nourrisson, et un grand affaiblissement pour la mère. Elle est également causée par une nourriture mauvaise, une habitation humide, froide, par les veilles trop prolongées, l'abus des plaisirs, la fatigue, etc.

Tout ce qui a contribué à déterminer la débilité générale et ce qui tend à la rendre incurable, c'est le maintien des causes ci-dessus dénommées et les effets qui en sont le corollaire. L'ingestion du *fer Jouin* dans l'estomac détermine une augmentation rapide de l'appétit, et une modification organique puissante qui se révèle par de nombreux succès et des guérisons aussi promptes qu'inespérées dans les maladies suivantes : *chlorose, anémie, pâles couleurs, aménorrhée, menstruation irrégulière, appauvrissement du sang, faiblesse générale, débilité,*

*épuisement prématuré, pertes ou flueurs blanches,
étouffements, palpitations de cœur,* etc.

*Quelques gouttes, chaque jour, suffisent pour ra-
mener en très peu de temps la santé.*

Il n'a aucune saveur ni odeur, ne produit ni fatigue
de l'estomac ni diarrhée *et ne noircit jamais les
dents.* La médication par le *fer Jouin* est une des plus
rationnelles de la thérapeutique.

Le traitement revient à quelques centimes par
jour, c'est donc le moins cher des ferrugineux.

Demander et exiger le *fer Jouin* et sur l'étiquette
la signature du Dʳ Jouin.

Prix : avec le compte-gouttes, le flacon entier 4 fr.,
et le demi-flacon 2 fr. 75.

DRAGÉES du Dʳ JOUIN, au *perbromure de fer
et manne.* — Elles sont recommandées par la plupart des médecins, contre l'anémie, la chlorose, les
névralgies, l'hystérie, l'aménorrhée, les flueurs blanches et l'appauvrissement ou l'altération du sang.

On ne connaît pas, dans toutes les diathèses, de
modificateur et de reconstituant qui puisse leur être
préféré; aussi, toutes les maladies causées et entre-
tenues par une altération du sang trouveront dans
l'usage des *dragées du Dʳ Jouin* le plus certain et
le plus puissant remède connu.

*Elles donnent les résultats les plus satisfaisants
dans les maladies et les affections amenées par l'âge
critique, dit retour d'âge.*

*Les nombreuses personnes souffrant d'indisposi-
tions qu'elles ne peuvent généralement définir autre-*

ment que : ennuis, tristesse, découragement, énervements, migraines, etc., appelées souvent maladies sans nom, *trouveront leur guérison dans l'usage de ces dragées.*

Leur action régénératrice et reconstituante est considérable.

Combien de mères leur doivent une santé parfaite.

Elles sont également souveraines contre les maladies nerveuses, les pertes séminales, les scrofules et l'épilepsie. Prix : 4 fr. le flacon.

MÈRES DE FAMILLE, lisez attentivement le petit guide du Dr Jouin, pour élever les enfants, et mettez en pratique ses précieux conseils.

Demandez et exigez dans les pharmacies les produits du Dr Jouin.

Ne vous laissez pas séduire par l'appât d'un meilleur marché ou par les contrefaçons, et vous pouvez être persuadées d'en obtenir, pour vos enfants et pour vous-mêmes, les plus heureux résultats.

Souvenez-vous bien que la santé et souvent même la vie de vos enfants peuvent en dépendre.

Attestations les plus élogieuses d'un grand nombre de médecins, sages-femmes et mères de famille.

DÉPOT dans la plupart des Pharmacies.

Paris. -- Imp. Lapirot et Boullay, 9, Cour des Miracles.

TABLE DES MATIÈRES

PARIS. — IMP. LAPIROT ET BOULLAY, 9, COUR DES MIRACL